DE L'EMPLOI

DU

PHOSPHATE DE CHAUX

EN MÉDECINE ET EN CHIRURGIE

PAR

Léonide GUICHARD

E subjecto vetustissimo, promovemus novissimam scientiam. (GALILÉE.)

Le phosphate de chaux porphyrisé est d'une grande utilité et fournit à l'organisation le sel utile pour la solidification des os, dont un régime réparateur contribue du reste à améliorer la trame organique.

(*Mémoire lu à l'Académie des [sciences, au mois d'avril* 1853. — PIORRY.)

PARIS

HENRI ANIÉRÉ, LIBRAIRE-ÉDITEUR,

4, rue Dupuytren

1862

A MON ILLUSTRE MAITRE

M. PIORRY

PROFESSEUR DE CLINIQUE MÉDICALE A LA FACULTÉ DE MÉDECINE DE PARIS,
CHEVALIER DE LA LÉGION D'HONNEUR,
MÉDECIN DE L'HOPITAL DE LA CHARITÉ, MEMBRE DE L'ACADÉMIE IMPÉRIALE
DE MÉDECINE, DES SOCIÉTÉS MÉDICALES DE TOURS, DE BOULOGNE, DE GOETTINGUE
DE L'ACADÉMIE ROYALE DE MÉDECINE DE MADRID,
DE LA SOCIÉTÉ MÉDICALE DE SUÈDE, D'ATHÈNES, DE LA SOCIÉTÉ
ROYALE ET IMPÉRIALE DES MÉDECINS DE VIENNE,
MEMBRE HONORAIRE DE L'UNIVERSITÉ DE KHARKOFF, ETC., ETC.

Hommage de reconnaissance et de dévoûment,

L. GUICHARD.

PRÉCIS HISTORIQUE

L'idée d'employer à l'intérieur le phosphate de chaux comme médicament est très-ancienne.

Dès les temps les plus reculés on administrait en médicaments les sels calcaires sous forme de corne de cerf, d'yeux d'écrevisses, de coquillages, etc., etc.

On trouve, dans les OEuvres de Fabricius de Hildanus, une lettre datée de 1613, où l'auteur fait la description d'une certaine pierre qu'il appelle ostéocolle, et que dans les cas de fracture il donnait réduite en poudre ou délayée, soit dans du vin, soit dans de la tisane. Quelle est la nature précise de cette substance, on n'en sait rien au juste. La description qu'il en donne est très-vague. Tout porte à croire cependant qu'il rapportait aux sels calcaires, qui en formaient la base, les succès qu'il dit avoir obtenus de l'emploi de cette pierre.

James a pris à tâche de décrire cette pierre dans le *Dictionnaire universel de médecine*, en 1748 : « C'est, « dit-il, une substance d'une nature qui paraît « moyenne entre la terre et la pierre; blanche, fria- « ble, crustacée, sablonneuse, d'une figure semblable « à un os et qu'on trouve dans les lieux humides et « sablonneux. J'imagine, dit-il, que cette pierre s'a- « masse et s'attache aux racines des plantes qui sont « dispersées çà et là dans la terre, et que c'est ainsi « qu'elle prend la forme d'un végétal. Ce qui confirme « cette idée, c'est qu'on aperçoit toujours dans le mi- « lieu de l'ostéocolle une ligne obscure qui est ap- « paremment un morceau de la racine. »

Parmi les autres descriptions qui en ont été don- nées, nous citerons seulement celle de M. Robin, qui la définit ainsi dans son Dictionnaire : « Carbonate « de chaux qui se dépose sur les corps étrangers « plongés dans les fontaines dont l'eau est chargée « de ce sel. »

Dehaen, en 1770, faisait, de son côté, l'éloge des écailles d'huîtres (*ostracodermata*) dans le traitement du rachitis.

En août 1793, il fut présenté à la Société nationale de médecine, par le citoyen Bonhomme, un Mémoire sur la nature et le traitement du rachitis. C'est Hallé qui en fut le rapporteur.

Il résulte de l'analyse de ce mémoire, que l'auteur fait dépendre la nature du vice rachitique : d'une part, « du développement d'un acide dont la nature

« est voisine de celle des acides végétaux et particu-
« lièrement de l'acide oxalique ; de l'autre, du défaut
« d'acide phosphorique dont la combinaison avec la
« terre calcaire animale forme la base des os et leur
« donne leur solidité. »

Cette proposition adoptée, dit Hallé, Bonhomme
fait rouler le traitement du rachitis sur ces deux
points principaux, à savoir : « empêcher le déve-
« loppement de l'acide oxalique ; rétablir la combi-
« naison de l'acide phosphorique avec la base des
« os, combinaison à laquelle ceux-ci doivent leur
« solidité. »

L'auteur s'est appliqué à démontrer que le phosphate de chaux administré à l'intérieur passe réellement dans les voies lymphatiques et contribue puis-
samment à l'ossification ; que son usage interne, soit
qu'on l'emploie seul, soit qu'on l'emploie combiné
avec le phosphate de soude, concourt à rétablir d'une
façon très-marquée les proportions naturelles dans la
substance des os et à accélérer la guérison du rachitis.

Les expériences comparatives qu'il a faites sur
des poulets sont la partie de son mémoire qui
paraît la plus concluante, et celle qui a surtout
trait à la question qui nous occupe. Elle semble en
effet démontrer d'une façon positive ce qu'il avance
dans son mémoire, c'est-à-dire que l'usage interne
du phosphate de chaux favorise singulièrement,
chez les animaux en général, le travail et les progrès de l'ossification.

On trouve dans les *Annales de chimie* un fait curieux rapporté par Guyton de Morveau, c'est le cas d'une esquinancie traitée et guérie par l'*album græcum*. On appelait ainsi les excréments blancs de chiens nourris d'os de mouton. Ce remède était en vogue à l'époque où vivait ce savant. Il prit à tâche de s'assurer par voie d'observation de l'efficacité et du mode d'action de cette singulière et dégoûtante substance médicamenteuse; il a cru constater qu'elle n'est pas sans vertu, mais il imagine que le phosphate de chaux peut être avantageusement substitué à l'*album græcum*, qui lui paraît devoir ses propriétés au phosphate calcaire qu'il contient.

Dans des temps plus modernes, en 1842, M. Chossat a entrepris des travaux sur le rôle des sels calcaires en général dans l'entretien du système osseux. Il a fait des expériences sur des poules et des pigeons qui, on le sait, ingèrent chaque jour une quantité considérable de petites pierres; il a remarqué que si on prive ces animaux de ces substances, en se bornant à leur donner du grain soigneusement trié, les éléments calcaires venant à manquer dans leur squelette, ils sont atteints d'un vice qu'il appelle *fragilité des os*.

A partir de M. Chossat il n'est plus question du phosphate de chaux jusqu'en 1844, époque à laquelle mon éminent maître, M. le professeur Piorry, entreprend ses premières expériences.

L'idée de ces expériences lui fut suggérée par la

constatation d'un fait aussi curieux qu'il est con-cluant.

M. Piorry avait en cage depuis longtemps une serine. Un jour il s'aperçut qu'elle pondait des œufs sans coquille. Ce fait plusieurs fois observé fixa son attention ; il chercha à l'expliquer. Il lui vient à l'idée de l'attribuer à une insuffisance de sels calcaires dans l'alimentation de cet oiseau, il crut dès lors qu'il remédierait à cette insuffisance en administrant à cette serine une certaine quantité d'os de seiche, substance qui renferme du carbonate et du phosphate de chaux, et qu'on donne d'ordinaire aux oiseaux. Quelle fut sa surprise en voyant son oiseau pondre dès le lendemain des œufs à coquilles ! Il ne se borna point à constater un fait isolé qu'on pourrait attribuer au hasard ou à une coïncidence quelconque ; mais il poursuivit son expérience. A l'époque de la prochaine ponte, ayant suspendu l'usage de l'os de seiche, il remarqua de nouveau que son oiseau pondait des œufs sans coquille ; il réadministra l'os de seiche, la serine lui donna des œufs à enveloppe calcaire.

Ce phénomène bien constaté lui fit concevoir l'idée de tout un système de thérapeutique dont la base est le phosphate de chaux, en même temps qu'il lui inspirait la pensée d'étudier les propriétés chimiques et physiologiques de ce sel, son mode de dissolution, d'absorption, d'action sur l'économie.

C'est à l'illustre clinicien de la Charité qu'il appartient d'avoir le premier nettement défini les vertus thérapeutiques de ce précieux médicament, les règles suivant lesquelles on doit l'administrer et les divers états pathologiques qui réclament son emploi [1].

Depuis, M. le docteur Schmidt a cherché à déterminer par des expériences l'action des phosphates dans le mode de formation des substances azotées végétales et des cellules chez les plantes. Il a cherché aussi à constater la même influence de ces sels sur les animaux inférieurs et surtout sur les animaux sans vertèbres. Il a fait voir que chez les crustacés, par exemple, la quantité de phosphate est proportionnelle à la quantité de chitine (matière animale insoluble dans l'alcool, l'eau, l'éther et la potasse, et qui forme la base du squelette des invertébrés). Le tissu fibreux à base de chitine étant le résultat d'un travail cellulaire très-actif pendant la mue, la quantité de phosphate de chaux croît avec l'activité de ce travail.

Le docteur Schmidt montre par les expériences comparatives qu'il a faites sur le renouvellement du test chez les crustacés et chez les mollusques, la relation intime qui existe entre le développement des cellules et la présence du phosphate de chaux.

---

[1] Il paraîtrait que vers 1850, M. Jules Guérin aurait eu l'idée d'employer le phosphate de chaux dans le traitement des maladies du système osseux. Mais nous avons cherché vainement, et dans la *Gazette médicale* et dans les livres du savant chirurgien, quelque chose qui ait trait au sujet qui nous occupe.

Appuyé sur ces données intéressantes, le docteur Beneke fut conduit plus tard à se demander si le phosphate de chaux ne doit pas jouer, chez les animaux supérieurs, le même rôle qu'il joue chez les animaux inférieurs et chez les végétaux.

L'auteur n'a pas pu constater, par voie d'expérimentation chimique, que le phosphate de chaux soit indispensable au travail cellulaire normal ; mais il a cru pouvoir conclure de ses observations cliniques que l'usage interne du phosphate de chaux contribue dans une certaine mesure à la guérison de certains ulcères atoniques, et particulièrement des ulcères scrofuleux.

En 1852, M. Mouriès a présenté à l'Académie des sciences un Mémoire traitant des rapports du phosphate de chaux avec les fonctions de nutrition chez les animaux et la mortalité des enfants. Il ressort de ce mémoire que des expériences lui ont permis de déterminer, par des résultats chimiques, le rôle exact, selon lui, du phosphate de chaux dans l'économie : « rôle important, dit-il, surtout au point de vue de l'hygiène publique. » Le phosphate de chaux, dit-il, sans contredit, forme et nourrit les os, mais c'est là un rôle secondaire, son action principale consiste à provoquer et à *entretenir l'irritabilité vitale* dans les animaux comme dans certaines plantes. Aussi, le trouve-t-on dans le sang en quantité déterminée, mais variable suivant la chaleur de l'animal, sa jeunesse, son activité vitale.

En 1853, le même auteur a présenté à l'Académie de médecine un Mémoire intitulé : *Note pour servir à l'histoire de l'alimentation insuffisante.*

Enfin, deux savants illustres, M. Lenoir, chirurgien de l'hôpital Necker, mort il y a peu d'années, et M. le professeur Gosselin, chirurgien de l'hôpital de la Pitié, ayant eu connaissance des succès obtenus par M. le professeur Piorry au moyen du phosphate de chaux dans le traitement du mal vertébral de Pott, se mirent à appliquer dans leurs services respectifs cette substance à la consolidation des fractures. Les observations recueillies par M. Gosselin ont été publiées dans la *Gazette des hôpitaux*, et les succès qu'il obtint pour son compte fit qu'il engagea M. Alphonse Milne-Edwards à entreprendre sur les animaux, à ce sujet, une série d'expériences qui furent présentées en 1856 à l'Académie des sciences de Paris.

Du rôle chimique et physiologique du phosphate de chaux dans l'économie.

Nous avons dit que les cornes de cerf, les yeux d'écrevisses, les coquillages, etc., etc., étaient employés en médecine dès les temps les plus reculés. Les médecins qui, les premiers, préconisèrent les vertus thérapeutiques de ces substances, durent s'appliquer à les généraliser. Si on consulte les ouvrages de l'époque, on voit qu'ils s'accordaient tous à reconnaître comme principe actif les sels calcaires dont ces substances sont en grande partie formées. Mais quel était le mode d'action de ces principes ? quelle était leur vertu ? C'est ce qu'on ne trouve nulle part défini ; on dirigeait vaguement cette médication contre les maladies les plus singulières et les plus opposées.

Il en est de même de la pierre ostéocolle décrite par Fabricius de Hildanus. Ce médecin avait cru cependant pouvoir attribuer à cette substance une action spéciale et directe sur le système osseux ; elle devait, selon lui, renfermer une matière analogue aux sels calcaires propre à faciliter le calus, à hâter par conséquent la conglutination.

Grâce à des moyens d'analyse, sans doute plus parfaits que ceux de ses prédécesseurs, il a eu le mérite de spécifier, d'une part, la vertu de ces sels calcaires, d'autre part, le genre d'affections pathologiques et le système sur lequel ils agissent principalement. On voit cependant que son esprit n'est pas entièrement édifié et qu'il lutte encore avec l'empirisme. « Outre, dit-il, que l'ostéocolle combat les affections du système osseux, on l'emploie encore avantageusement contre les flueurs blanches, les fièvres intermittentes. »

Le premier médecin qui ait entrepris des recherches vraiment sérieuses sur l'action chimique et physiologique du phosphate de chaux dans l'économie, c'est Bonhomme, d'Avignon. Nous avons vu que, selon lui,

les os doivent leur solidité à une combinaison d'acide
phosphorique avec de la chaux et de la soude, que
le rachitis résultant du développement d'un acide végétal, particulièrement de l'acide oxalique et du
défaut d'acide phosphorique, il croit remplir l'indica-
tion qui résulte de sa proposition en administrant le
phosphate de chaux qui, dissous on ne sait comment,
est absorbé par les voies lymphatiques, décompose et
chasse l'acide oxalique et restitue au tissu osseux
les proportions normales de phosphate de chaux que
l'acide oxalique lui a soustraites. Bonhomme, on le
voit, avait étudié déjà l'action des acides sur les os,
il savait que certains acides végétaux réduisent les
os soumis à leur action en un parenchyme gélatineux, leur enlèvent leur consistance et les rendent
flexibles.

Il est intéressant de lire dans son mémoire comment
il explique la disposition des enfants à ce qu'il appelle
l'acescence, disposition qui, dit-il, se manifeste souvent dans leur haleine et dans leur transpiration
même.

« Chez les rachitiques, la bile manque et ne colore
« point les excréments, les acides se développent en
« conséquence d'une façon marquée, et n'étant point
« neutralisés, infectent la circulation, attaquent et
« ramollissent les os. »

Comme, d'après Bonhomme, c'est grâce au défaut
d'animalisation que ces acides se développent, il résulte, selon lui, qu'ils sont analogues aux acides vé-

gétaux fermentescibles et surtout à l'acide oxalique.

« Au contraire, l'acide animal ou phosphorique
« cessant de se former et de se combiner à la terre
« calcaire animale, les os se trouvent, par le fait,
« privés du principal élément de leur solidité. »

Bonhomme avait essayé d'établir sa théorie sur des
expériences ; mais il manquait des moyens d'analyse
qui sont aujourd'hui à notre disposition, il en résulte
que ces expériences n'ont pas atteint le degré de pré-
cision qu'il espérait. Il se borne à rapporter dans son
mémoire quelques-uns des phénomènes remarquables qu'il a observés en rapprochant les urines d'individus sains et d'individus rachitiques, celles des
vieillards, d'adultes, d'enfants à l'état sain.

« 1° Dans l'état sain le sédiment déposé par les
« urines est presque entièrement gélatineux chez
« l'enfant, chez l'adulte ; chez le vieillard, ce sédiment
« est surchargé d'un abondant dépôt d'apparence ter-
« reuse semblable à la terre des os, et qui par consé-
« quent est du phosphate de chaux.

« 2° La quantité de l'extrait bien savonneux et sa-
« lin que donne l'évaporation croît en proportion des
« âges.

« 3° La présence de l'acide phosphorique libre,
« démontrée par l'eau de chaux, est nulle dans l'urine
« des enfants, peu sensible dans celle des adultes,
« très-remarquable dans celle des vieillards.

« 4° La décomposition des phosphates par le nitrate
« de mercure ne se manifeste point dans l'urine des

« enfants, et produit dans celle des adultes un abon-
« dant précipité d'une légère couleur rose ; dans celle
« des vieillards ce précipité est couleur grise et très-
« abondant. »

Quant à l'urine des rachitiques, voici ce qu'elle
renferme de remarquable :

« 1° Un sédiment abondant et d'apparence terreuse
« différent de celui qu'on observe dans l'urine des
« vieillards, soit par sa couleur qui est grise et n'an-
« nonce pas la présence du phosphate de chaux, soit
« par son abondance, qui est bien plus considérable.

« 2° L'extrait laissé par l'évaporation est également
« plus considérable que dans les autres urines. Il
« excède d'un tiers l'extrait donné par l'urine même
« des vieillards.

« 3° Le très-léger dépôt qu'occasionne l'eau de
« chaux dans l'urine des rachitiques est à peine sen-
« sible, brun, gélatineux quand il est frais, et pulvé-
« rulent quand il est sec, ne ressemblant nullement
« au phosphate calcaire.

« 4° Le dépôt formé par la dissolution du nitrate
« de mercure est peu abondant, n'est jamais rose
« comme dans l'urine des adultes, ni gris comme
« dans celle des vieillards. L'auteur dit que ses appa-
« rences sont celles d'un oxalate mercuriel. »

Il s'agissait de démontrer si le phosphate de chaux
peut passer en nature de l'estomac et de l'intestin dans
les voies lymphatiques et sanguines. Voici par quelles
expériences le citoyen Bonhomme y est parvenu :

« J'ai fait nourrir de différentes manières de jeunes
« poulets éclos par la même incubation ; les uns re-
« çurent les aliments ordinaires sans aucun mélange ;
« d'autres avalèrent chaque jour une certaine quan-
« tité de phosphate calcaire mêlé dans la même pâtée
« qui faisait la nourriture des précédents. Enfin, l'un
« d'entre eux éprouva des variations dans l'usage de
« ce mélange ; tantôt on lui donnait du phosphate
« calcaire, tantôt on en suspendait l'emploi. Lorsque
« ces poulets après deux mois eurent reçu leur ac-
« croissement ordinaire, j'examinai et je comparai
« soigneusement l'état de leurs os : les progrès de
« l'ossification dans les épiphyses étaient variés en
« raison de la nourriture que l'animal avait reçue ; les
« os du dernier poulet qui avait avalé de temps en
« temps du phosphate de chaux, étaient un peu plus
« avancés que les os de ceux qui avaient été nourris
« sans mélange ; les os des poulets qui en avaient
« fait un usage habituel étaient évidemment plus
« solides, et leurs épiphyses étaient beaucoup plus
« sensibles. La seule inspection jugeait toutes les dif-
« férences lorsque ces os étaient mélangés.

« J'avais fait nourrir de différentes manières plu-
« sieurs jeunes poulets éclos par la même incuba-
« tion. Les uns reçurent une pâtée sans mélange ;
« pour d'autres, elle fut mêlée avec de la racine de
« garance pulvérisée ; on ajouta aussi du phosphate
« calcaire à ce mélange, et cette troisième prépara-
« tion fut donnée habituellement à d'autres poulets.

« Lorsque après deux mois j'examinai les progrès de
« l'ossification dans les os de ces différents oiseaux,
« je reconnus facilement les traces rouges de la ga-
« rance dans les parties ossifiées de tous ceux qui en
« avaient fait usage.

« Mais j'observai que l'ossification n'était pas plus
« avancée par le mélange simple de la garance que
« par la nourriture ordinaire. Les os au contraire des
« poulets qui avaient avalé le phosphate calcaire
« mêlé avec de la garance, offraient une solidité
« beaucoup plus forte que ceux des précédents. La
« couleur rouge servit admirablement à constater les
« différentes bornes des os longs et de leurs épiphy-
« ses. D'après une comparaison exacte, on ne pouvait
« douter de l'efficacité du phosphate calcaire pour
« favoriser les progrès de l'ossification ; la vertu de
« la garance paraissait se borner à la coloration des
« parties ossifiées. »

Telle est la théorie de Bonhomme. Nous avons
pensé que nous ne pouvions pas, pour en donner une
idée claire et précise, mieux faire que de citer l'auteur
lui-même.

Nous n'avons pas pris la peine de lier et de coor-
donner les lambeaux épars de sa doctrine. Elle est
certainement défectueuse sur plus d'un point ; néanmoins nous ne pouvons ne pas nous étonner que le
nom d'un homme dont les ouvrages sont empreints
d'un tel esprit de méthode, de vues si larges et si éle-
vées pour l'époque où il a vécu, époque où la chimie

était encore dans l'enfance, nous ne pouvons, dis-je, ne pas nous étonner que ce nom soit resté dans l'oubli, relégué dans un coin obscur des annales scientifiques de son temps. Nous avons pris à tâche de tirer de cet oubli le nom d'un homme qui a eu le premier l'idée de faire entrer dans la thérapeutique un système de médication destiné, nous n'en doutons pas, à prendre place parmi les médicaments les plus efficaces.

A l'époque où vivait Guyton de Morveau, la médecine, entachée d'empirisme, opposait à une foule de maladies dissemblables un remède singulier. Nous avons dit plus haut ce que c'était que l'*album græcum* ; nous avons vu qu'on l'employait surtout dans le traitement de l'esquinancie.

Ce savant s'est appliqué à détruire quelques préjugés qui avaient cours sur le mode d'action véritable de cette substance. Il ne lui refuse pas une certaine efficacité ; il a fait à ce sujet des expériences intéressantes desquelles il résulte pour lui que ce remède n'agit point en réalité par une vertu spécifique propre, mais que son mode d'action est purement mécanique. Il a vu des cas où l'*album græcum*, réduit en poudre et introduit dans la gorge, a remédié à une suffocation imminente en provoquant une abondante excrétion de mucosités. Dans ces cas remarquables, l'engorgement des amygdales, selon lui, était plutôt *œdémateux* qu'*inflammatoire*. Persuadé que le phosphate de chaux renfermé dans l'*album græcum* n'était point étranger à cette influence thérapeutique, il lui vint à l'idée de substituer à *l'album grœcum* le phosphate calcique. On trouve dans le Dictionnaire en soixante volumes les expériences qu'il a faites à ce sujet ; elles ont été publiées par Delens.

Ce médecin en entreprit lui-même, mais les résultats qu'il en obtint ne sont point de nature à prouver que l'on puisse assigner au phosphate de chaux un bien grand rôle dans la guérison de l'engorgement chronique des amygdales. Nous n'avons parlé de Guyton de Morveau que pour rendre hommage en passant à un nom qui a laissé de l'éclat dans la science ; nous nous abstenons de critique vis-à-vis de ses travaux, qui sont de bien peu d'importance au point de vue qui nous occupe.

Il n'en est pas de même de M. Chossat, qui a entrepris sur la nutrition des cartilages et des os, sur le rôle que joue, dans ce travail, le phosphate de chaux, des recherches vraiment dignes d'intérêt. Il ne paraît pas qu'il ait eu connaissance des expériences ni de la théorie de Bonhomme ; ses recherches n'ont pas été dirigées sur les affections pathologiques de l'os en général ; c'est en s'appliquant à pénétrer les phénomènes d'organisation, de nutrition, de croissance du tissu osseux sous un point de vue tout physiologique, qu'il a été amené à constater par voie expérimentale les rapports qui existent entre certaines conditions organo-pathologiques des os et une insuffisance marquée de sels calcaires dans l'alimentation.

Nous avons cité dans notre partie historique les expériences de ce physiologiste sur des pigeons chez lesquels il avait supprimé les substances minérales qui entrent dans leur alimentation normale.

Nous avons constaté avec lui que les os de ces oiseaux perdent et acquièrent plus ou moins de consistance, deviennent plus ou moins fragiles et solides, minces ou volumineux, suivant qu'on les prive de sels calcaires ou qu'on leur en donne. Ces expériences avaient conduit M. Chossat à exprimer cette vérité concluante, bien acquise aujourd'hui à la physiologie, c'est que le sang pour remplir ses fonctions a besoin d'une certaine somme d'éléments salins, qu'il est obligé de les emprunter aux aliments, et par suite, quand les aliments en sont dépourvus, aux tissus de l'économie et particulièrement aux os, qui en contiennent de fortes proportions.

Le phosphate de chaux était tombé dans l'oubli, lorsque M. le professeur Piorry, en 1844, entreprit de rechercher les causes de l'ostéomalacie. La plupart des auteurs faisaient du rachitisme une maladie spéciale, voisine du scrofule ; ils la considéraient comme un vice caché, analogue à celui connu par eux sous le nom de rhumatisme, disposition dartreuse, etc.

M. Piorry, envisageant le rachitisme des auteurs comme un état complexe, mal défini et qui n'est qu'une réunion d'états pathologiques divers dont l'ostéomalacie est l'organopathie la plus apparente, croit que celle-ci tient à une altération profonde dans la nutrition des os, et cette altération paraît n'être au-

tre chose qu'une diminution marquée dans les proportions : soit de la matière animalisée qui entre comme
élément dans la trame osseuse, soit du phosphate calcaire qui donne à celle-ci la dureté qui lui est propre.

« Appuyé sur ces considérations d'une part, per-
« suadé d'autre part qu'il est aussi utile d'administrer
« du phosphate de chaux à des gens dont les os en
« renferment trop peu, que de faire prendre du fer à
« des individus dont le sang en contient de trop pe-
« tites proportions, ou que de prescrire des subs-
« tances fibrineuses à des hommes atteints d'hydré-
« mie ; frappé de ce fait que les œufs deviennent
« membraneux, lorsque les femelles d'oiseau n'in-
« gèrent pas de sels calcaires et qu'ils reprennent leur
« solidité lorsqu'on a fait rentrer ces corps dans le
« régime de ces animaux ; frappé aussi de ce fait, non
« moins concluant et bien constaté, que les os des
« femmes enceintes perdent leur solidité alors que le
« fœtus s'empare d'une grande quantité de phosphate
« calcaire nécessaire à l'ostéogénie : M. le professeur
« Piorry n'a pas hésité à faire essai du phosphate de
« chaux dans la curation de l'ostéomalacie et du mal
« vertébral de Pott. »

Mais, le phosphate de chaux ingéré en nature
était-il susceptible de subir un véritable travail de
digestion qui le rendît propre à être absorbé en nature? Le fait avait été démontré par l'expérience, mais
l'expérience ne lui en avait pas donné l'explication.
Soluble ou non, le phosphate de chaux est absorbé;

il s'opère, dit M. Piorry, « dans le tube digestif des
« phénomènes de chimie vivante, des influences
« électro-moléculaires dont la nature échappe à notre
« appréciation. Le phosphate de chaux ne subirait-il
« pas certaines combinaisons avec les liquides nutri-
« tifs? l'acide chlorhydrique que contient l'estomac
« et dont on sait l'action sur les os ne jouerait-il pas
« son rôle de dissolvant vis-à-vis du phosphate de
« chaux? ne subirait-il pas aussi certaines modifi-
« cations qu'il est difficile d'étudier sous l'influence
« des divers produits de sécrétion, salives, produits
« de l'exhalation de l'estomac, etc., tous liquides
« dont on sait l'énergie dissociatrice? »

M. Piorry est disposé à tenir un grand compte de
chacun de ces agents, et sa théorie sans avoir la pré-
tention de donner une explication rigoureuse de cet
ensemble de phénomènes physiologiques et chimiques
compliqués, nous semble être à la fois bien plus simple et bien plus dans le vrai, que la théorie du médecin d'Avignon que nous avons exposée plus haut et
qui, bien qu'ingénieuse, est futile sur plus d'un point.

On a trop insisté sur la prétendue insolubilité du
phosphate de chaux; nous sommes persuadé que ce
sel trouve des dissolvants dans les divers liquides
de l'économie, soit acides, soit alcalins. Nous pour-
rions citer l'acide carbonique abondamment répandu
dans le tube digestif et le sang veineux, acide dont
l'action dissolvante a été expérimentalement démontrée par deux illustres chimistes dont on ne contes-

tera pas certes l'autorité : MM. Dumas et Lassaigne.

M. Dumas a fait remarquer que les os exposés à l'air et à l'action des eaux pluviales se désagrégent peu à peu et disparaissent à la longue.

Il rapporte à deux causes principales ces effets : une moins importante, mais bien reconnue, c'est l'influence du sel ammoniac répandu dans l'atmosphère ; l'autre résulte de l'action de l'acide carbonique. L'action de cet acide est telle que des lames d'ivoire renfermées dans des bouteilles d'eau de seltz s'y sont ramollies au bout de vingt-quatre heures comme dans l'acide chlorhydrique dilué.

« Cette propriété, dit M. Dumas, explique com-
« ment les os se désagrégent et se dissolvent, aban-
« donnés sur le sol sous l'influence prolongée de l'eau
« de pluie chargée d'acide carbonique. Elle montre
« comment, dans l'économie animale, les os peuvent
« se redissoudre par l'action du sang veineux riche
« en acide carbonique. Elle explique le rôle de l'é-
« mail des dents, destiné par le fluorure de calcium
« qu'il renferme à en protéger la substance osseuse
« contre l'action de l'acide carbonique dégagé du
« poumon et dissous par la salive. »

M. Lassaigne a eu l'occasion de constater la même propriété dissolvante de l'acide carbonique vis-à-vis du phosphate de chaux. Les expériences qu'il a faites lui ont permis de constater que l'eau, saturée de gaz acide carbonique à la température de 10° et à la pression ordinaire, a non-seulement la faculté de dissoudre une quantité notable de sous-phosphate de chaux pur pouvant s'évaluer à $\frac{75}{100000}$ du poids de l'eau saturée d'acide carbonique, mais que cette même solution opère dans des conditions semblables la dissolution d'une petite quantité de sels calcaires qui entrent dans la composition de l'os.

D'un autre côté, plusieurs liquides organiques neutres ou alcalins contiennent du phosphate de chaux en dissolution. Tels sont, par exemple, le sang, le lait, la salive. Le sel calcique y est bien renfermé à l'état de dissolution, on n'en peut pas douter; que cette solubilité soit due à l'action d'un acide comme l'alcide carbonique libre dans le sang, l'acide lactique dans le lait, qu'elle soit due à l'action des alcalis (M. Haidlen), du phosphate de soude (Enderlin), chlorure de sodium (Thomson), sels ammoniacaux, c'est ce que nous ne pouvons pas décider. Enfin, M. le docteur Mandl, dans une lettre adressée à M. Élie de Beaumont, prétend que la gélatine dissout le phosphate de chaux en grande quantité : il ajoute que le sucre et l'albumine peuvent remplacer la gélatine, mais que ces dernières solutions sont très-étendues et demandent pour être employées un état de concentration plus grand.

Fourcroy croyait à la propriété dissolvante de l'infusion de riz vis-à-vis du phosphate de chaux.

Quant à M. Mouriès [1], il signale en commençant

---

[1] Mémoire présenté à l'Académie de médecine (Note pour servir à l'histoire de l'alimentation insuffisante).

un « fait qui a été démontré par M. Chossat, vérifié
« et formulé par M. Boussingault, développé par
« M. Bérard, qui est admis en principe par tous nos
« physiologistes modernes, c'est que l'alimentation
« est insuffisante lorsque les aliments ne contiennent
« pas assez de phosphate de chaux pour restituer à
« l'économie celui qui en est continuellement ex-
« pulsé. »

M. Mouriès entre ensuite dans un ordre de considérations tendant à établir que l'alimentation commu-
nément en usage dans les villes, ne contient pas une
proportion suffisante de ce sel, surtout lorsqu'il s'agit
d'une femme enceinte ou d'une nourrice.

M. Mouriès a cherché à confirmer cette manière de
voir par des expériences qui certes, ne manquent pas
d'intérêt, il en résulterait que la dose nécessaire à
l'entretien de la santé dans les villes est de six grammes par jour. Il a constaté aussi par voie d'expérimentation que les urines des femmes à la campagne
donnent cinq grammes de phosphate calcaire par
jour, tandis qu'elles oscillent entre un et cinq grammes dans les villes. Des recherches exécutées par
l'auteur sur les laits, dans lesquels il a dosé le phosphate de chaux, il résulte que le lait des femmes est
peu riche en sels fixes et surtout en phosphate terreux. Enfin, dans une troisième partie de son mémoire, M. Mouriès a réuni des faits cliniques pour
établir l'utilité de l intervention du phosphate de
chaux dans l'alimentation, quand ce sel important

fait défaut dans le lait d'une nourrice. Ainsi, dans ce mémoire, M. Mouriès partage les idées de tous les physiologistes, de M. Piorry en particulier, mais, où il s'en éloigne, c'est dans la partie de son mémoire présenté à l'Académie des sciences, dans laquelle, sans révoquer en doute l'influence du phosphate de chaux sur les os, il considère cependant son action comme secondaire.

Il formule ensuite son principe de la manière suivante : « La quantité de phosphate de chaux nécessaire à l'animal n'a aucun rapport avec le chiffre « des besoins du tissu osseux. » L'auteur veut dire évidemment que dans l'animal, c'est moins le système osseux que tout autre système de l'économie qui a besoin de ce sel : qu'un animal pourvu d'un système osseux très-developpé n'a pas besoin d'absorber plus de phosphate de chaux qu'un autre animal dont le système osseux est moins développé.

Il va plus loin, il ajoute : « que la quantité de phosphate de chaux nécessaire à l'animal est souvent en raison inverse des besoins du système osseux, ce qu'on ne peut interpréter que de cette façon : moins le système osseux d'un animal a besoin de phosphate de chaux, plus l'animal a besoin de ce sel. » La proposition nous paraît vraiment singulière.

Quoi qu'il en soit, l'auteur cite à son appui l'exemple des oiseaux qui renferment deux fois plus de phosphate de chaux que les quadrupèdes, quoiqu'ils aient quatre fois moins d'os à nourrir ; mais est-il vrai que le sang des oiseaux renferme deux fois plus de phosphate calcaire que le sang des quadrupèdes? M. Mouriès nous permettra de contester ce fait, que démentent, du reste, plusieurs analyses chimiques. Nous dirons avec un illustre physiologiste, M. Milne-Edwards, que des différentes analyses qui ont été faites on peut tirer cette conclusion que le sang des oiseaux de basse-cour est riche en phosphate terreux; mais nous ne pouvons admettre que le sang des oiseaux contient toujours deux fois plus de phosphate de chaux que celui des quadrupèdes.

Il nous semble que, puisque les oiseaux ont un tissu osseux très-riche en phosphate calcique, il est tout naturel que le sang de ces oiseaux soit aussi abondamment pourvu de ce sel. D'ailleurs, les oiseaux, on le sait, ingèrent chaque jour de grandes quantités de sels calcaires.

Enfin, il dit encore que la quantité de phosphate de chaux nécessaire à l'animal est en raison directe de la chaleur de l'animal, et il cite de nouveau les oiseaux qui ont une somme de calorique plus grande que les quadrupèdes, et, qui selon lui, meurent plus rapidement que les quadrupèdes par l'insuffisance du phosphate de chaux.

Si les oiseaux meurent plus rapidement que les quadrupèdes par l'insuffisance de ce sel, c'est ce que nous n'avons pas cherché à vérifier par l'expérience; nous admettons, quand même, que la chose soit possible; dans tous les cas, M. Mouriès se met ici en contradiction flagrante avec lui-même. « Moins le système osseux d'un animal, dit-il plus haut, a besoin de phosphate calcaire, plus l'animal lui-même a besoin de ce sel » : or, les oiseaux ont un système osseux très-riche en phosphate calcaire, on doit donc conclure du principe de M. Mouriès que l'économie de l'oiseau n'a que très-peu besoin de phosphate de chaux, et que l'animal peut supporter une insuffisance notable de ce sel.

Ah ! si M. Mouriès s'était contenté de dire que plus le squelette d'un animal est riche en phosphate de chaux, plus le sang de cet animal contient de phosphate calcique ;

Qu'il y a en général un certain rapport entre la température des animaux et la quantité de phosphate de chaux contenu dans leurs os et leur sang ;

Qu'en conséquence, les animaux qui en contiennent de grandes quantités meurent plus rapidement que les autres, par l'insuffisance de ce sel, nous nous serions abstenu de toute critique.

Nous n'insisterons pas davantage sur la doctrine de M. Mouriès ; nous nous contenterons de lui répondre en posant les faits suivants : à savoir que le phosphate de chaux administré aux animaux dans leur alimentation exerce une influence incontestable sur le système osseux ; que l'insuffisance du phosphate de chaux dans l'alimentation produit ses effets les plus immédiats sur ce système de l'économie ;

C'est sur les os, en effet, qu'on constate les premières altérations organiques. Ils perdent leur consistance, deviennent fragiles et flexibles en s'amincissant, etc., etc. (Expériences de M. Chossat);

Qu'il existe donc, contrairement à l'opinion de M. Mouriès, un rapport très-constant entre les besoins du tissu osseux et les quantités de phosphate de chaux nécessaires à l'animal; qu'enfin, ces quantités ne sont pas *toujours* en raison directe de la chaleur de l'animal.

C'est chez les animaux d'ordre inférieur que, quelques années avant la publication de ce mémoire, le docteur Schmidt a étudié le rôle du phosphate de chaux dans le phénomène de l'alimentation. Nous nous abstiendrons de critique vis-à-vis des travaux publiés par ce savant, parce que nous manquons pour cela de documents nécessaires.

Nous acceptons jusqu'à un certain point, et sous bénéfice d'inventaire, les données qui lui ont été fournies par ses expériences comparatives.

Du reste, sa théorie est ingénieuse et vraisemblablement rationnelle.

Nous en dirons autant des travaux du docteur Beneke qui n'a fait que continuer les expériences du docteur Schmidt, et qui a été conduit à se demander plus tard si les données de cet auteur ne pourraient pas être applicables anx animaux supérieurs. Il a dirigé d'une façon immédiate l'emploi du phosphate de chaux contre les ulcères atoniques, particulièrement les ulcères scrofuleux.

Nous avons lu sa théorie; elle nous paraît ingénieuse, mais elle aurait besoin d'être étayée par des observations cliniques plus rigoureuses que celles sur lesquelles l'auteur s'appuie. En effet, les maladies qu'il a traitées ne sont rien moins que bien définies à nos yeux.

Nous avons entre les mains quelques-unes de ces observations. L'auteur fait de ces maladies un tableau tel qu'on ne sait pas bien s'il a eu affaire à des rachitiques, à des tuberculeux ou à des individus atteints d'ulcères spécifiques.

Il y a dans le nombre deux observations d'individus atteints de pneumo-phymie et de pneumo-speies qui ont guéri, semble-t-il, par l'emploi du phosphate de chaux. Ces faits viendraient confirmer les idées de M. le professeur Piorry sur l'emploi du phosphate de chaux contre la pneumo-phymie. Nous citerons ces observations dans notre chapitre intitulé : États organopathiques qui réclament l'emploi du phosphate de chaux.

M. Alphonse Milne-Edwards, physiologiste d'un mérite signalé, a entrepris plusieurs expériences sur les animaux, ayant pour but de voir quelle est l'influence du phosphate de chaux dans la consolidation des fractures.

Nous extrayons de son mémoire une de ses expériences qui nous paraît très-concluante, et nous renvoyons pour les autres expériences au mémoire de cet expérimentateur distingué.

« Le 25 novembre, l'avant-bras droit a été fracturé
« à chaque chien vers son tiers inférieur ; il y a peu

« de mobilité, et on reconnaît que le radius seul a été
« fracturé, ce qui empêche tout chevauchement et
« maintient les fragments en place. On donne des os
« au chien n° 1. On en prive complétement l'autre,
« que l'on nourrit de la manière ordinaire.

« Le 12 décembre, les chiens ne paraissent plus
« souffrir de leur fracture et s'appuient sur leur patte
« malade. On les tue, et on constate que chez le n° 1
« les muscles sont à peu près dans leur état normal,
« le cal est moins volumineux que celui du n° 2, mais
« il est facile de voir qu'il est plus dur.

« Après la macération, on reconnaît que l'ossifica-
« tion est presque complète ; il n'y a ,pour ainsi dire,
« qu'un point situé à la partie postérieure qui soit in-
« complétement ossifié.

« Tout mouvement de latéralité ou d'avant en ar-
« rière est impossible. Le radius, comparé à celui de
« l'autre côté, paraît même hypertrophié.

« Chez le n° 2, les muscles ont quelque adhérence en-
« tre eux, le cal est volumineux, mais encore assez mou.

« Il présente un peu de mobilité. Après la macéra-
« tion, on reconnaît que les points osseux sont peu
« nombreux ; ils sont rassemblés à la partie externe,
« mais la partie inter-fragmentaire n'est que fibro-car-
« tilagineuse.

« D'après l'ensemble de ces faits, on voit que l'a-
« bondance du phosphate de chaux contenu dans les
« aliments, et par suite porté dans le torrent de la cir-
« culation, accélère le travail d'ossification. Ce sel est

« d'ailleurs sans danger ; il n'exerce aucune action fâ-
« cheuse sur l'économie. Il s'en faut, cependant, que
« je présente ici le phosphate de chaux comme un
« moyen infaillible d'empêcher la non-consolidation
« des fractures, et quand d'autres causes intervien-
« nent pour empêcher l'ossification du cal, telles
« qu'une constitution affaiblie ou des mouvements
« prématurés, le phosphate de chaux ne peut à lui
« seul donner la guérison ; je le présente seulement
« comme un moyen adjuvant qui, uni à des soins bien
« entendus, pourrait diminuer le nombre des non-
« consolidations, et dans les cas ordinaires, hâter la
« marche et la consolidation du cal. »

Du mode d'administration du phosphate de chaux.

Le phosphate de chaux a été administré de tout
temps sous les formes les plus diverses. Nous avons
vu dans la première partie que, dès les temps les plus
reculés, on employait la corne de cerf, les yeux d'é-
crevisses, les coquillages. On les donnait à l'intérieur
le plus souvent réduits en poudre, quelquefois dé-
layés, soit dans du vin ou de la tisane; on administrait
de même la pierre ostéocolle. Nous ne nous étendrons
pas davantage sur l'emploi de ces diverses substances
pour la plupart tombées dans l'oubli.

Nous signalerons, cependant, en passant la décoction blanche de Sydenham et la poudre antimoniale de James. L'une de ces deux substances est employée contre les diarrhées chroniques, et l'autre comme centro-stimulant dans la bronchite.

La corne de cerf entre dans leur composition en quantité notable et en forme la base. Nous ne nous chargeons pas d'expliquer l'action de la corne de cerf dans l'une et l'autre de ces deux préparations, ni le rôle du phosphate de chaux qu'elles renferment.

Nous avons déjà dit suivant quel mode était administré l'*album græcum;* nous avons vu que Guyton de Morveau ne reconnaissait à ce médicament aucune vertu propre et spécifique dans son emploi contre l'esquinancie ; il croyait que l'action de cette substance était due à la présence du phosphate de chaux qui y est contenu, et que l'action de ce sel était purement mécanique.

Nous passons maintenant au mode d'administration du phosphate de chaux pur employé pour la première fois par Bonhomme, d'Avignon.

Partant de ce principe que les os doivent leur solidité à une combinaison de chaux et de soude avec l'acide phosphorique, qu'ils sont essentiellement constitués par le mélange de ces deux bases réunies et de cet acide, il croit mieux remplir les indications de sa théorie en administrant le phosphate de soude concurremment avec le phosphate de chaux. Cette manière de voir semble être partagée par M. le professeur Piorry, qui pense avec raison que le moyen

le plus convenable pour que le phosphate de chaux
éprouve dans le tube digestif (l'angibrome) une sorte
de digestion qui le rende apte à être absorbé, c'est
de l'y ingérer tel que la nature l'a combiné dans le
tissu osseux des animaux. Il fait limer des os et prescrit cette râpure aux rachitiques dans les proportions
de 5 à 10 grammes par jour. Il a soin de choisir des
os frais, parce que ces substances alors qu'elles sont
conservées, doivent nécessairement avoir été altérées
et plus ou moins putréfiées. Il fait en sorte aussi que la
limaille d'os soit pulvérisée le plus finement possible,
de manière qu'il n'y reste pas d'esquilles susceptibles
de blesse la muqueuse de l'estomac (blenméninge
gastrique) et pour qu'elle soit plus facilement altérée
par les liquides contenus dans l'estomac. Il fallait
aussi faire disparaître la saveur qui inspire au malade
du dégoût et de la répugnance pour ce médicament.
Il est arrivé à son but en prescrivant la râpure d'os
mélangée avec du lait et surtout du riz au lait.

On se demandera peut-être, en lisant les observations qui suivent, pourquoi à l'emploi du phosphate
de chaux M. le professeur Piorry joint toujours celui
de l'iodure de potassium. Le voici. On sait qu'un
grand nombre de maladies du système osseux sont
produites soit par la syphilis, soit par des tubercules.
C'est dans le but de combattre ces différentes causes
que l'iodure de potassium est administré concurremment avec le phosphate de chaux.

M. Mouriès est un de ceux qui s'est appliqué le

plus à rendre vulgaire et facile l'usage du phosphate de chaux ; il a imaginé d'incorporer cette substance dans des aliments tels que le chocolat, la semoule. On vend dans les pharmacies un chocolat et une variété de semoule, qui toutes deux portent son nom.

L'idée de M. Mouriès est excellente ; nous ne saurions nous empêcher de le reconnaître. Mais un chimiste industriel des plus distingués et de notre connaissance, M. Possoz, a découvert par voie d'expérimentation chimique et non sans surprise, que les préparations, semoule et chocolat, qu'on trouve dans le commerce avec addition de phosphate calcique, ont une réaction fortement acide dont les malades doivent souffrir et dont M. Possoz a souffert lui-même après en avoir essayé l'usage. Nous ne voulons pas énumérer tous les effets nuisibles que peut produire l'acide phosphorique libre ingéré à fortes doses avec ces préparations phosphatées ; on les comprend sans peine. Un mérite signalé, dit M. Possoz, serait celui de faire disparaître dans ces produits livrés à la consommation leur acidité, dont le premier effet est de causer de violents maux d'estomac et dont l'action secondaire sur l'économie doit être bien plutôt de ramollir les os que de provoquer leur développement. Nous ne dirons rien sur le mode d'administration du phosphate de chaux mis en pratique par MM. Gosselin et Lenoir, sinon qu'ils le donnaient à l'état neutre et pur de tout mélange.

Une foule de pharmaciens et de chimistes de notre

époque se sont appliqués à inventer des préparations que nous allons passer rapidement en revue, et que nous nous abstiendrons de soumettre à la critique.

Voici la formule d'un docteur de Zittau, M. Kuchenmeister:

Carbonate de chaux.	2 gros.
Phosphate de chaux.	1 —
Sucre de lait.	3 —

Il ajoute quelquefois du lactate de fer à la dose d'un demi-scrupule à un scrupule, et il fait prendre par jour trois pincées de cette poudre avec le manger.

L'auteur insiste beaucoup sur l'addition du carbonate au phosphate calcique pour favoriser la dissolution de ce dernier.

Sous l'influence de l'acide lactique et de l'acide chlorhydrique qui existent normalement dans les voies digestives, l'acide carbonique du carbonate calcaire se dégage et rend une partie du phosphate soluble; le sucre de lait est destiné à fournir de l'acide lactique.

Enfin l'auteur fait remarquer que pour déterminer la dissolution du phosphate de chaux, il est nécessaire de le mettre en présence des albuminates.

C'est ce qui arrive quand on l'administre avec les aliments. (*Gazette des hôpitaux*, 1855.)

M. Saint-Léger, de Lyon, pose trois modes différents de préparation du phosphate de chaux :

1° Os calcinés, phosphate de chaux officinal:

2° Phosphate de chaux précipité ;

3° Os pulvérisés sans calcination préalable.

Puis, réfléchissant qu'il importe qu'un remède destiné à la réparation du sytème osseux pénètre facilement dans la circulation générale, et, par conséquent, soit soluble ou le devienne à la suite de réactions intestines, il se demande quelle est celle des trois formes médicamenteuses précitées qui réalise le mieux cette condition.

Voici une expérience qu'il a faite à ce sujet et qui lui semble devoir éclairer la question. J'ai fait, dit-il, digérer à la température de 36° des quantités égales d'os calcinés, d'os non calcinés et de phosphate de chaux précipité dans des solutions au même titre d'acide citrique, tartrique, acétique et lactique. J'ai observé que l'acide organique ne dissout que la petite quantité de carbonate de chaux qui se trouve contenue dans les os calcinés. Quant au phosphate calcaire, il reste indissous ; tandis que les os non calcinés, placés dans les mêmes conditions, abandonnaient facilement leur phosphate de chaux : ce qu'il est facile de constater en versant dans la solution quelques gouttes d'ammoniaque. On voit alors se former un abondant précipité.

Le phosphate de chaux obtenu par la précipitation se dissout promptement dans les acides, lorsqu'il est récemment préparé.

Dans le cas contraire, il ne se dissout guère plus vite que la poudre d'os.

« De ce qui précède je me crois autorisé, dit M. Saint-Léger, à conclure que les os calcinés, employés comme médicament reconstituant, doivent être abandonnés, et qu'on doit leur préférer le phosphate de chaux précipité, ou mieux encore les os râpés. Je me hâte d'ajouter, dit-il, qu'il appartient à l'expérience clinique de prononcer en dernier ressort. »

(Gazette des hôpitaux, 1857.)

Nous nous hâtons de dire que quelques expériences que nous venons de faire sur des animaux auxquels nous avons fracturé des membres, viennent confirmer les opinions de ce pharmacien distingué, ainsi que les expériences de M. A. Milne-Edwards.

M. Dannecy, pharmacien à Bordeaux, préconise le mode de préparation suivant :

Os de bœuf lavés et concassés. . .	1 kilogr.
Eau commune	6 kilogr.
Carbonate de potasse et de soude pur	100 grammes.

Faites bouillir pendant une heure. Il se forme une espèce de bouillie parfaitement homogène. Jetez cette bouillie sur un filtre en papier. Le liquide alcalin s'écoule. Lavez le précipité à plusieurs reprises avec de l'eau chaude et faites sécher. Passez ensuite au tamis. Vous obtiendrez une poudre d'une excessive ténuité, douce au toucher et d'une mobilité égale à celle du lycopode. Cette poudre contient tous les éléments naturels des os, moins la gélatine, qu'elle tenait agrégée.

Le phosphate de chaux, ainsi préparé, se maintient facilement en suspension dans les potions et dans l'huile de foie de morue ; il se prête à toutes les formes pharmaceutiques, pastilles, pilules, etc., etc.

(*Bulletin de thérapeutique*, 1858.)

Enfin, M. Possoz, que nous avons déjà cité à l'occasion de M. Mouriès, a présenté l'année dernière à l'Académie de médecine un mémoire dans lequel il fait connaître quelques observations chimiques intéressantes qu'il a faites sur l'emploi médical du phosphate de chaux, dans le but de rendre ce médicament plus assimilable, plus efficace et d'une administration plus commode. Il a analysé une foule de produits des pharmaciés de Paris, obtenus par divers procédés, et il a trouvé que tous ces produits, sauf celui de la Pharmacie centrale des hôpitaux, sont acides. Le phosphate de chaux, véritablement neutre, présente un phénomène qu'il n'a vu constaté nulle part et qu'il croit avoir observé le premier, c'est que la dissolution dans l'eau froide de ce sel est sans action sur le tournesol, tandis que portée à une température de 38° à 40°, elle rougit le réactif.

M. Possoz substitue au phosphate de chaux neutre le sous-phosphate de chaux, produit stable et définitif qui domine dans le règne animal, combinaison basique très-soluble dans les acides faibles organiques. Il le prépare dans un grand état de division moléculaire qui le rend abondamment soluble dans le sirop de sucre, et assimilable à l'économie.

Les particules de ce sel, nées dans un milieu de sirop, se trouvent tellement distendues et divisées par la liqueur, qu'elles finissent par s'y dissoudre à la faveur d'une ébullition longtemps prolongée.

Le phosphate de chaux y compris à l'état de sous-phosphate, comme nous venons de le dire, le sirop de M. Possoz renferme, en outre, du phosphate de magnésie, de l'oxyde de fer, du fluorure de calcium, des sels sodiques, en un mot tous les éléments naturels et essentiels qui entrent dans la composition des os, de manière qu'il présente en même temps aux organes assimilateurs toutes les substances minérales qui concourent à la formation du tissu osseux, et qui peuvent contribuer à lui donner la dureté et la solidité que le phosphate de chaux seul ne lui apporterait pas si sûrement.

Telles sont les formes principales sous lesquelles le phosphate de chaux est administré de nos jours.

Nous regrettons de ne pouvoir pas insister sur le mode de préparation inventé par M. Possoz, ni sur le mémoire adressé par lui à l'Académie : l'Académie l'ayant renvoyé à la commission des remèdes secrets.

Quoi qu'il en soit, nous ne craignons pas d'avancer que les effets de cette préparation justifieront un jour les idées théoriques et l'attente de l'inventeur, lorsqu'elle sera livrée à la consommation.

États organopathiques qui réclament l'emploi du phosphate de chaux.

Parmi les maladies qui réclament et contre lesquelles on a dirigé depuis quelques années l'emploi du phosphate de chaux, nous citerons en première ligne deux d'entre elles, différentes au point de vue de l'étiologie, de la symptomatologie et du pronostic, mais qui se confondent par la nature de leurs altérations pathologiques : nous voulons parler de l'ostéomalacie et du ratichisme.

Si l'on réfléchit à la cause première du ramollissement des os, bien connue et bien étudiée de nos jours, c'est-à-dire la diminution considérable du phosphate de chaux dans leur parenchyme, on comprendra tout ce que cette médication a de rationnel. Il est bien certain que dans le rachitisme le tissu osseux éprouve une véritable décomposition, qu'il est privé d'une grande partie de son phosphate de chaux et réduit à son tissu vasculaire imprégné de gélatine et tuméfié. Aussi on retrouve des quantités anormales de phosphate de chaux dans les divers produits de sécrétion et d'excrétion. Il résulte en effet des diverses analyses qui ont été faites du tissu osseux chez des individus atteints de rachitisme, que les os sont beaucoup moins riches en phosphate calcique et contiennent beaucoup plus de gélatine qu'à l'état normal.

M. Barruel fils a constaté que les os des vertèbres renfermaient 79,75 de gélatine et 13,60 seulement de phosphate de chaux.

On a trouvé dans les côtes du même individu 49,77 de gélatine et 33,60 de phosphate de chaux.

Un jeune homme, nommé Potiron, mourut à l'âge de dix-huit ans, atteint de ramollissement des os. Chez ce jeune homme les mêmes os contenaient 82 parties de matières organiques et seulement 18 parties de sels.

MM. Pelouze et Frémy, Marchand, Lehman, von Bibra, Ragzky, ont trouvé de leur côté une diminution de phosphate de chaux dans les os.

Suivant une analyse de MM. Pelouze et Frémy, l'épine dorsale d'un rachitique renfermait :

Cartilages.	79, 75
Phosphate de chaux.	13, 60
Phosphate de magnésie.	0, 82
Carbonate de chaux.	1, 13, etc., etc.

Les côtes du même individu renfermaient :

Cartilages.	49, 77
Phosphate de chaux.	33, 60
Phosphate de magnésie.	1, »
Carbonate de chaux.	4, 60, etc., etc.

Conclusion : MM. Pelouze et Frémy ont cru pouvoir signaler, en même temps qu'une diminution de phosphate de chaux, une augmentation de cartilages.

Dans une autre expérience faite par ces chimistes, le tissu graisseux avait sensiblement augmenté de proportion. Nous ne citerons pas les expériences très-nombreuses et toutes tendant à la même conclusion de MM. Lhéritier, Becquerel, etc., nous ne ferons que les signaler.

S'il est évident que les proportions de phosphate le chaux sont considérablement diminuées dans le rachitisme, il n'est pas moins évident que dans l'ostéomalacie cette diminution du sel calcaire est frappante.

MM. Davy et Bostock ont fait des analyses desquelles il résulte que la quantité des substances terreuses était de beaucoup diminuée. M. Rees est arrivé au résultat suivant :

	Matière terreuse.	Matière animale.	
Péroné	32, 50	60, 02	
Côtes	30, 00	70, 00	ramollissement.
Vertèbres	26, 13	73, 87	
Péroné	60, 02	39, 98	
Côtes	57, 49	42, 51	état sain.
Vertèbres	57, 42	42, 58	

Enfin, M. Becquerel a réuni les différentes analyses de MM. Rees, Bostock, Proesch, Solly, Barruel fils, Boguer, Ragzky, Lehmann, von Bibra et Marchand, il conclut que dans l'ostéomalacie il y a diminution considérable de phosphate de chaux et, comme dans le rachitisme, augmentation des cartilages et de la graisse.

D'un autre côté, les analyses de Chaptal, Jacquin, Fourcroy, prouvent que l'urine des rachitiques renferme des proportions considérables de phosphate de chaux, et d'autant plus considérables que les os sont plus ramollis et par conséquent sont plus appauvris en phosphate calcaire.

« Dans l'ostéomalacie, dit M. Nysten, l'urine des malades devient trouble et jumenteuse, elle contient une énorme proportion de phosphate de chaux. »

C'est un caractère qu'on retrouve dans l'urine des goutteux ; tous les observateurs en effet s'accordent à regarder le phosphate de chaux comme un des principes les plus abondants de l'urine des goutteux.

On a l'observation d'un vieillard de soixante-dix ans atteint de la goutte, qui tout à coup se mit à exsuder par la peau une matière calcaire, et chez qui les os ne tardèrent pas à subir une altération. Évidemment, ces quantités plus ou moins grandes de phosphate calcaire éliminées de l'économie avec les urines, la salive, la transpiration cutanée, et en un mot avec tous les divers produits d'excrétion, sont évacués aux dépens du sang d'abord, et par suite des os auxquels ce liquide emprunte le phosphate de chaux dont il a besoin. Or, le moyen le plus direct de remédier à cet appauvrissement de sels calcaires dans le tissu osseux, qui constitue le rachitisme, l'ostéomalacie, ne serait-ce pas d'administrer à haute dose le phosphate de chaux, à la condition que ce sel calcaire soit vraiment assimilable en nature et susceptible d'être dissous et absorbé ? Nous croyons plus que tout autre, — et les observations cliniques que nous allons citer, les expériences faites à ce sujet viennent solidement corroborer notre conviction, — nous croyons, disons-nous, que le phosphate de chaux est soluble, susceptible d'absorption, d'assimilation ; qu'il passe directement et en nature dans nos tissus pour les reconstituer, et l'administration du phosphate de chaux à haute dose doit, selon nous, prendre place dans la thérapeutique du rachitisme et de l'ostéomalacie parmi les agents les plus efficaces.

Comme nous l'avons dit plus haut, c'est Bonhomme qui a eu le premier l'idée d'administrer aux rachitiques le phosphate de chaux pur. « Je puis affirmer, dit le médecin d'Avignon, que le phosphate calcique a très-bien réussi chez le plus grand nombre des rachitiques à qui je l'ai donné. »

Il cite deux observations très-remarquables : La fille de M. Ranchon, horloger, âgée de deux ans et demi, avait une démarche faible et chancelante. Les extrémités de tous ses os offraient des épiphyses fortement proéminentes, et l'on reconnaissait dans cette situation le tableau d'un rachitis imparfait, ou première période de cette maladie.

Le lavage avec les liqueurs alcalines, que je conseillai d'abord, produisit un bon effet, sa démarche fut plus ferme ; comme les premières voies étaient en bon état, je donnai sans préparation intérieure un scrupule de phosphate calcaire et de phosphate de soude alliés en parties égales deux fois par jour ; dans l'espace de trois semaines les jambes furent parfaitement assurées, et cette aimable enfant a toujours eu depuis la satisfaction de courir à volonté.

La nommée Boïard, âgée de 4 ans, éprouvait depuis sa naissance les symptômes les plus décidés du rachitis. La protubérance des épiphyses, la tuméfaction du bas-ventre avaient annoncé la maladie. L'impossibilité de se soutenir et de marcher à l'âge ordinaire confirma ces fâcheuses préventions. Peu à peu les glandes du col, celles du mésentère parurent s'engorger, les dents noircirent, se carièrent et ne furent point remplacées.

Cette situation devenait encore plus douloureuse par des cris presque périodiques, dont l'intervalle était de trois ou quatre semaines. Dans ces moments pénibles on observait une fièvre assez forte, des cardialgies et même des convulsions, surtout pendant la nuit. La fin de chaque paroxysme était annoncée ou déterminée par des selles abondantes et par l'évacuation d'une urine fortement chargée de sédiment terreux. L'administration imprudente d'un purgatif au commencement d'une de ces crises pensa coûter la vie à la malade.

Ce fut dans cet état que je la vis pour la première fois, en janvier 1791. Le lavage avec une lessive alcaline fut le seul moyen que la mère adopta d'abord ; il produisit un effet remarquable.

Après huit jours, on s'aperçoit d'une amélioration assez sensible pour que l'enfant pût se soutenir. On abandonna ce remède au bout de huit jours ; l'enfant ne pouvait plus rester debout.

L'usage de la lessive renouvelée rendit le premier

succès. La cessation fut encore suivie du retour complet de tous les symptômes.

Dans les premiers jours de mars, on commença les autres remèdes que j'avais conseillés. La constipation, qui avait toujours existé, diminua et la crise suivante s'effectua sans douleur. Enfin, les convulsions, les douleurs, les crises disparurent, mais l'impossibilité de marcher existait. Alors, 2 mai, je donnai à cette enfant le phosphate de chaux et le phosphate de soude mêlés à la dose d'une demi-drachme deux fois le jour. A la fin du mois, elle pouvait rester debout appuyée contre une chaise, les engorgements commencèrent à se dissiper, et elle continua encore longtemps à prendre le mélange des phosphates. Je lui donnais aussi quelquefois un grain d'extrait de bile préparé dans l'esprit-de-vin. Le lavage avec la lessive alcaline fut renouvelé. Enfin, dans le mois de juillet, j'eus le plaisir de voir la malade jouer et courir au milieu de la rue avec les enfants de son âge.

De toutes les affections qui réclament l'emploi du phosphate de chaux, le rachitisme et l'ostéomalacie sont bien celles chez lesquelles son emploi est, sans contredit, le mieux indiqué.

On donne le nom de maladie de Pott à une collection de maladies du rachis, conséquence d'états organopathiques divers, phymies à divers degrés, ostéopyoïes, ostéites, hydatides. Il n'y a pas à proprement parler une maladie de Pott, mais des affections du rachis dont Pott a judicieusement parlé, et il

est convenu de regarder comme la plus fréquente
d'entre elles l'altération tuberculeuse de la colonne
vertébrale.

Que la maladie de Pott tienne à la carie ou aux
tubercules, elle constitue néanmoins une altération
pathologique où l'élément de l'os est vicié dans sa
nature, et où la quantité de sels calcaires est nécessairement de beaucoup diminuée.

En effet, on doit à Valentin et à von Bibra des analyses importantes sur les os cariés.

Analyses de Valentin :

	Tibia d'un homme de 38 ans.	Vertèbre d'un homme de 20 ans.
Phosphate de chaux	34, 383	33, 914
Carbonate de chaux	6, 636	7, 602
Phosphate de magnésie	1, 182	0, 389
Chlorure de sodium	} 1,919	3, 157
Carbonate de soude		0, 118
Matières organiques	55,880	54, 830

Analyses de Bibra :

Os cariés de la main d'un homme :

Phosphate de chaux et un peu de fluorure de calcium.	49, 77
Carbonate de chaux.	7, 24
Phosphate de magnésie	1, 11
Sels	0, 30
Cartilages	37, 97
Graisse	3, 64

Plusieurs autres analyses des deux auteurs précédents permettent de tirer cette conclusion, qu'il y a
dans les os cariés une diminution notable de phosphate de chaux.

Bonhomme est encore le premier qui a eu l'idée d'employer le phosphate de chaux dans la thérapeutique de cette maladie complexe.

Voici de lui une observation qui prouve l'efficacité de ce sel dans le mal vertébral de Pott.

A la fin du mois de février 1790, on me présenta à l'hôpital général de... *un enfant rachitique* (Esprit Guinde), âgé de huit ans ; depuis plusieurs semaines il avait été admis parmi les malades confiés aux soins du chirurgien. Dès le premier moment, on avait reconnu une prominence des premières vertèbres dorsales et une faiblesse considérable dans les jambes. On avait appliqué au-dessous de la gibbosité naissante un large emplâtre vésicatoire et on l'avait entretenu avec la poudre de cantharides pendant plus d'un mois.

La situation de l'enfant n'était pas améliorée. Je reconnus chez lui tous les caractères de la maladie que Pott a décrite. Je jugeai que le vésicatoire avait produit tout l'écoulement nécessaire, je crus qu'il était plus essentiel de s'opposer aux progrès du vice rachitique ; j'ordonnai de laver exactement toute l'épine du dos trois fois par jour, avec une lessive alcaline et aromatique. Le phosphate de soude fut mêlé avec deux fois autant de poudre de corne de cerf brûlée. Je fis donner à l'enfant malade un scrupule de ce mélange deux fois par jour dans une cuillerée de bouillon.

Dès la première semaine il fut en état de marcher

étant soutenu. Peu à peu la solidité des jambes se
rétablit et l'épine du dos parut se redresser.

Enfin, le 31 décembre, lorsque je quittai le service
de cet hôpital, l'enfant crut être assez bien guéri pour
retourner chez ses parents. Environ huit à neuf mois
après cette époque, je trouvai le malheureux dans un
autre hôpital destiné aux écrouelleux.

D'après ses réponses aux questions que je lui fis,
je m'aperçus que le traitement du mois de décembre
n'avait pas été assez prolongé pour détruire le principe du rachitis, que le vice avait été comme émoussé
pendant six mois, qu'une nourriture grossière l'avait
développé de nouveau; enfin, que l'engorgement de
quelques glandes, le ramollissement de plusieurs
côtes et de l'humérus du côté droit, étaient les effets
qui prouvaient sa nouvelle activité; j'ordonnai les
purgatifs toujours répétés de huit en huit jours,
le lavage alcalin et le mélange des phosphates de
chaux et de soude. Je prescrivis de plus l'usage des
pilules savonneuses et mercurielles. L'efficacité de
ces remèdes fut sensible, les progrès du vice rachitique se bornèrent bientôt, la distorsion des côtes
et de l'humérus disparut; mais la première gibbosité resta.

Cette difformité, qu'on ne pouvait effacer, ne diminua en rien le plaisir que j'eus de voir cet enfant
bien guéri après trois mois de traitement.

On trouvera d'ailleurs cette efficacité du phosphate
de chaux dans le traitement du mal vertébral de Pott,

confirmée par nombre d'observations recueillies et consignées dans le Traité de médecine pratique de M. le professeur Piorry.

Les résultats obtenus par ce professeur, mis en présence des insuccès si nombreux que présente le traitement de la maladie de Pott, tel qu'il est généralement employé, prouve qu'on ne peut guère rapporter au hasard, soit la guérison, soit l'amélioration survenue dans l'état de santé des malades.

Voici le résumé de deux observations que nous trouvons consignées dans la *Gazette des hôpitaux*. Elles sont extraites de la clinique de M. Piorry, et ont été recueillies et publiées par M. Ad. Ramond.

Première observation. M. X., âgé de 31 ans, constitution robuste, a servi en Afrique sans éprouver d'affection splénique. Il a quitté l'état militaire en 1850. Une nuit, il se livra à des excès vénériens et éprouva, quinze jours après, de vives douleurs dans les régions lombaire et sacrée. Au bout d'un mois, paraplégie complète du mouvement et du sentiment. le rectum avait perdu sa contractilité et la vessie ne se vidait pas. Des médecins crurent à l'existence d'une myélite, et traitèrent le malade avec des vésicatoires, sangsues et repos. Appelé auprès de ce malade, M. le professeur Piorry constata la présence, au niveau de la dernière vertèbre dorsale et de la première lombaire, d'une tumeur, point de départ d'une douleur qui s'étendait dans les nerfs sciatiques. M. Piorry prescrivit le repos, une nourriture animale, le lavage de la région sacrée, le phosphate de chaux à la dose de 5 à 10 grammes par jour, et l'iodure de potassium à la dose de 0,50 à 1 gramme dans de l'eau sucrée, trois fois par jour.

On pratiqua le cathétérisme de la vessie, on fit des injections dans la vessie, et on donna des lavements.

Du 23 au 29 février, diminution de la tumeur, le mouvement et le sentiment reparaissent. On eut alors recours au massage des muscles et à l'électricité.

La guérison est obtenue au bout d'un mois.

Deuxième observation. La nommée X... éprouve à la nuque et au cou, particulièrement du côté gauche, une vive douleur. Cette douleur est accompagnée de mouvements spasmodiques qu'elle ne peut maîtriser et qui consistent dans une sorte de redressement du crâne sur la colonne vertébrale. Il y a déviation du rachis au niveau des vertèbres du dos, développement anormal du corps des vertèbres cervicales et de la première dorsale. A partir de la quatrième vertèbre du cou, on trouve par le plessimétrisme une matité qui mesure 4 centimètres 5 millimètres au-dessus des points douloureux, et vers le cou 3 centimètres 5 millimètres, tandis que toutes les vertèbres dorsales n'ont que 3 centimètres d'un côté à l'autre.

Un fagot est tombé de haut, il y a sept ou huit mois, sur le côté gauche de la tête et du cou. Il faut dire aussi que la malade avait de grandes difficultés de respirer.

M. le professeur Piorry prescrit des frictions sur

la tumeur avec de la teinture d'iode mélangée avec
dix fois son volume d'eau, 0,50 d'iodure de potassium
trois fois par jour, et 5 grammes de phosphate de
chaux porphyrisé.

Au bout de deux mois, guérison complète.

M. X., âgé de 47 ans, éprouvait des douleurs
dans les talons. Ces douleurs étaient dues à une
verrue, suite de piqûre. Celle-ci subsistait malgré les
cautérisations au nitrate d'argent. La névralgie avait
gagné les pieds tout entiers et s'irradiait le long des
nerfs sciatiques jusqu'à la région lombaire. Affaiblisse-
ment consécutif des membres inférieurs, marche péni-
ble. A ces accidents se réunissaient d'autres accidents
déjà anciens, tels qu'une chute du rectum. Le malade
était tombé, en outre, d'une certaine hauteur sur la
région lombaire, accident qui avait déterminé certains
troubles du côté des fonctions urinaires : paralysie
temporaire de la vessie, nécessité de sonder le malade.

Le chirurgien qui fut appelé traita la douleur aux
talons comme si elle était due à une périostite, mais
l'extension de cette douleur aux genoux, aux han-
ches, à la région lombaire, détrompa le chirurgien
chargé de traiter ce malade.

M. Piorry, consulté ensuite, constata l'existence
d'une tumeur aux lombes et prescrivit, par jour,
5 grammes de phosphate de chaux porphyrisé avec
0,50 cent. d'iodure de potassium, trois fois par jour.
Il conseilla en outre au malade de chercher à se tenir
le plus droit possible.

Le traitement fut suivi et eut un entier succès, et le malade, à l'heure qu'il est, vaque à ses occupations.

Voici une observation que nous avons recueillie à l'hôpital de la Charité, dans le service de M. le professeur Piorry :

Le 23 août 1860, est entrée f... B..., âgée de 30 ans, lingère. Il y a trois ans, elle sentit en soulevant un meuble un craquement dans la région lombaire. Aussitôt après l'accident elle marcha avec difficulté. Quinze jours après elle éprouva de l'engourdissement dans les jambes, les cuisses et la région lombaire. Incontinence d'urine, impossibilité d'aller à la selle. Elle fait venir un médecin de Besançon qui lui appliqua des ventouses scarifiées et des vésicatoires tout le long de la colonne vertébrale. Des sinapismes furent aussi appliqués, par son ordre, aux jambes et aux pieds. Au bout de dix-huit mois de traitement, la malade ayant éprouvé une légère amélioration dans sa santé, se décida à aller aux eaux de Bourbonne.

A son retour des bains, elle put marcher avec des béquilles et revint à Besançon, où son médecin lui prescrivit des frictions avec de l'eau sédative et de l'eau-de-vie camphrée sur la région lombaire. Ces frictions lui furent pratiquées pendant deux mois. Au bout de ce temps, ne voyant survenir aucune amélioration dans son état de santé, il se décida à lui appliquer plusieurs moxas dans la même région; puis à la saison des eaux elle retourne à Bourbonne. A son retour, elle se trouve beaucoup mieux, car elle marche sans bâton, va à la selle et urine avec facilité ; néanmoins, elle éprouvait de vives douleurs dans la région lombaire.

C'est alors qu'elle vint à Paris, en qualité de domestique, au mois de juin 1860, et quelques jours s'étaient à peine écoulés que tous les accidents qu'elle avait éprouvés précédemment reparaissent avec une si grande intensité qu'elle se voit dans la nécessité d'entrer à l'Hôtel-Dieu, dans le service de M. Piedagnel. Ce médecin lui fit appliquer des ventouses sèches et douze cautères.

Elle sort de l'Hôtel-Dieu pour entrer à la Charité, dans le service de M. le professeur Bouillaud, qui lui prescrit des bains sulfureux et de la strychnine. Au bout d'un mois de séjour dans ce service, elle entre dans celui de M. Piorry, qui constate à la région lombaire la présence d'une tumeur ayant quatre centimètres dans son plus grand diamètre transversal. Ce professeur prescrit à la malade 10 grammes de phosphate de chaux et 1 gramme d'iodure de potassium par jour. Après trois mois de traitement, elle sort de l'hôpital dans un état de santé satisfaisant.

Voici une autre observation qui est aussi d'un haut intérêt.

X..., âgée de sept ans et demi, d'une constitution faible, a fait une chute sur le dos, il y a environ quatre ans.

A partir de cette époque, cette jeune fille a perdu de jour en jour l'appétit, en même temps que sa marche devenait de plus en plus difficile. Difficulté extrême à respirer, surtout quand elle marche. A peine a-t-elle fait quelques pas qu'elle est aussitôt essoufflée. Son corps s'infléchit considérablement en avant. J'eus l'occasion de voir cette jeune fille le 1er février, j'examinai aussitôt la colonne vertébrale. Je vis alors une tumeur énorme comprenant les deux dernières vertèbres dorsales et les deux premières lombaires. Je fis le dessin plessimétrique de cette tumeur et je vis qu'elle avait transversalement 6 centimètres et longitudinalement 6 centimètres. Les apophyses épineuses faisaient une saillie considérable. Je conseillai aux parents de lui administrer chaque jour 5 grammes de sous-phosphate de chaux.

Aujourd'hui, 18 mars, *tous les accidents qu'éprouvait cette jeune fille ont cessé sous l'influence du phosphate de chaux.* En un mot, elle jouit maintenant d'une santé excellente. Les apophyses épineuses de la dernière vertèbre dorsale et de la première lombaire font encore saillie, mais beaucoup moins qu'auparavant.

Voici une observation d'affection de la colonne vertébrale où la lésion de l'os pourrait peut-être avec quelque raison être attribuée à l'action du plomb.

Le 20 mars 1863 est entré à l'hôpital de la Charité, dans le service de M. le professeur Piorry, le nommé A...., âgé de 24 ans, peintre en bâtiments. Ce jeune homme, d'une bonne constitution et d'une force moyenne, a éprouvé à plusieurs reprises, depuis quatre ans, des coliques saturnines. Dans le courant des

mois de juillet et août 1861, il a eu deux attaques d'é-
pilepsie.

Aujourd'hui ce malade n'éprouve plus de coliques
et ses gencives ne présentent pas de liseré bleu, mais
il ressent des crampes très-fortes dans les cuisses, les
mollets et les talons. Les membres inférieurs sont af-
fectés d'une paralysie presque complète du mouvement et de la sensibilité. Le malade remarque que de
jour en jour les mouvements deviennent de plus en
plus difficiles, en même temps que sa sensibilité s'é-
mousse.

L'inspection et la palpation de la colonne vertébrale font trouver une légère saillie au niveau des
deux premières vertèbres lombaires, et la percussion
pratiquée à ce niveau provoque une vive douleur qui
s'irradie dans les cuisses, les jambes et les talons.
M. le professeur Piorry constate, au moyen du plessimétrisme, de la matité dans toute l'étendue où la
douleur a son siége. L'étendue de l'espace mat est de
6 centimètres de haut en bas et de 4 centimètres 1/2
d'un côté à l'autre.

M. le professeur Piorry prescrit 5 grammes de
phosphate de chaux et 1 gramme d'iodure de potassium par jour.

Aujourd'hui, 15 avril, le malade est complétement
guéri.

Enfin, voici la lettre que vient de nous adresser,
il y a quelques jours, M. le docteur Antoine Cros,
praticien aussi distingué que consciencieux.

Mon cher ami,

Je crois l'action favorable du phosphate de chaux dans le rachitisme déjà si bien démontrée par les faits que vous avez recueillis, que je considère comme presque inutile de vous envoyer les observations de dix ou douze cas que j'ai rencontrés dans ma clientèle. Il s'agit d'enfants de deux à six ans. Tous furent guéris en quelques mois sous l'influence de soins hygiéniques bien dirigés et aidés par l'emploi de l'huile de foie de morue (une à deux cuillerées à bouche par jour), et du phosphate de chaux incorporé à des tablettes sucrées (chaque jour de 6 à 8 grammes).

Mais voici deux observations relatives à des maladies de la colonne vertébrale et qui présentent quelque intérêt.

Un valet de pied fut pris de douleurs très-vives de la région lombaire au mois de janvier de l'année dernière, et je fus fort étonné de trouver dans cette région cinq taches de couleur violet pourpre, entourées d'une auréole inflammatoire. La percussion donnait une sub-matité évidente dans toute cette région et permettait de dessiner l'ensemble des vertèbres lombaires. La figure plessimétrique obtenue était fusiforme, elle présentait dans sa partie moyenne une largeur excédant celle des extrémités d'un centimètre et demi au moins. L'iodure de potassium (1 gramme par jour), le repos absolu et le phosphate de chaux (8 grammes par jour), firent disparaître en peu de temps tous ces accidents, et la colonne vertébrale reprit sa forme habituelle en trois ou quatre septénaires. On pouvait soupçonner chez ce malade l'existence d'une infection syphilitique, bien qu'il déclarât n'avoir jamais eu de chancre. Quelque temps après l'affection vertébrale dont il est ici question, il fut pris de gangrène du poumon et en guérit très-bien. Je note ce point comme chose curieuse, bien que je n'aie pu saisir aucun rapport entre l'apparition successive de ces deux maladies.

Le second fait est aussi curieux et plus clair peut-être encore que le premier, au point de vue de l'efficacité du sel calcique.

La jeune femme d'un ingénieur civil, madame Ch..., toussait depuis longtemps et avait vu ses forces et son embonpoint diminuer beaucoup. Je découvris chez elle les signes d'une bronchite assez étendue, et une névralgie intercostale double, qui la tourmentait également à cette époque, me conduisit à examiner, par la palpation d'abord et par la percussion ensuite, sa colonne vertébrale. Je la trouvai plus mate dans le point douloureux et la figure plessimétrique étant tracée me présenta l'apparence d'un gonflement général de la vertèbre bien plus prononcé à gauche qu'à droite, côté de la plus vive douleur. Je remis un fac-simile du dessin plessimétrique au mari de ma jeune malade, et je fis appeler en consultation M. le professeur Piorry. Il faut, quand on veut observer rigoureusement, vérifier scientifiquement un fait, se défier de tout le monde et particulièrement de soi-même. J'avais de plus besoin que mon diagnostic fût confirmé par quelque grande autorité, sans quoi impossibilité d'imposer à ma malade un traitement long et fastidieux. M. Piorry fit un dessin plessimétrique, je fis apporter le mien, et les deux figures semblaient avoir été calquées l'une sur l'autre. L'iodure de potassium (1 gramme par jour) uni au phosphate de chaux porphyrisé (10 grammes par jour), et un repos absolu rendirent en dix-huit ou vingt jours la forme normale à la portion malade du rachis, et je pus suivre la diminution graduelle du gonflement morbide au moyen de la percussion. Dans deux mois la malade était complétement rétablie, et, sauf quelques retours à la douleur, toujours heureusement combattus par le phosphate de chaux, elle s'est portée beaucoup mieux qu'avant cette époque. Il est à noter aussi que les organes respiratoires n'ont plus jamais souffert. J'avais à cet égard quelques craintes, le frère aîné de madame Ch... étant mort de phthisie pulmonaire.

Agréez, mon cher ami, l'expression de mes sentiments les plus affectueux,   Dr Antoine Cros.

Paris, 10 mars 1862.

« Nous croyons, avec M. Piorry, que l'emploi du
« phosphate de chaux serait rationnellement indiqué
« chez les femmes dont les os se ramollissent vers
« l'époque de la parturition.

« Il ne faudrait cependant pas en abuser, en cou-
« rant peut-être le danger de donner aux articula-
« tions pelviennes trop de solidité chez les enfants
« dont la nutrition est languissante, dont les os pré-
« sentent cet état des articulations qui les a fait dési-
« gner sous le nom d'enfants noués; chez certains
« tuberculeux : on sait en effet que les tubercules en
« s'encroûtant de phosphate calcaire, deviennent inof-
« fensifs. »

Dans la tuberculisation, d'après Fricke, de Balti-
more, la quantité des phosphates dans le sang est di-

minuée, et d'après Lhéritier, tous les sels calcaires sont moins abondants.

On sait que M. Churchill prétend avoir employé avec succès les hypophosphites de soude et de chaux contre cette maladie, et que, selon lui, des succès nombreux auraient suivi l'emploi de ces sels. Deux des observations citées par M. Beneke et dont l'une appartient à M. Schmidt de Brême, sont bien des observations d'individus atteints de pneumo-phymies guéries par l'emploi du phosphate de chaux.

Les voici :

Première observation, — M. X..., ouvrier de vingt-six ans, sujet depuis son enfance aux ulcères glandu-leux, signes physiques de tubercules pulmonaires, toux, hémoptysies, diarrhée continuelle. Long traite-ment par l'opium, l'acétate de plomb, l'huile de foie de morue. On prescrit ensuite au malade 10 centi-grammes de phosphate de chaux, deux fois par jour. Amélioration sensible au bout de douze jours ; la diarrhée a cessé, les forces sont revenues.

Un mois plus tard, le malade avait repris de l'em-bonpoint ; ses joues étaient de nouveau colorées, et il pouvait travailler sans fatigue. La diarrhée reparut au mois de novembre et céda de nouveau au même traitement. Sans regarder ce malade comme radica-lement guéri, on ne peut cependant se refuser à attri-buer au phosphate calcaire une grande influence sur l'amélioration de sa santé.

Deuxième observation. — Un jeune homme de vingt-

quatre ans, atteint d'une phthisie avancée, avec caver-
nes, expectoration très-abondante, sueurs nocturnes,
amaigrissement considérable. Un régime fortifiant et
le phosphate de chaux longtemps continué à la dose
de 15 à 20 centigrammes, deux fois par jour, rétabli-
rent le jeune homme complétement.

Pour ce qui est de l'emploi de ce sel dans la phthisie pulmonaire (pneumo-phymie), son usage semble
parfaitement indiqué ; mais c'est à une expérience
clinique faite sur une large échelle à confirmer nos
présomptions à cet endroit, ainsi que les deux observations ci-dessus indiquées.

Quant aux autres observations de scrofules citées
par l'auteur, nous les publions sans en faire la critique
et en les faisant suivre toutefois des réflexions de l'auteur lui-même. Voici quelles sont ces observations :

Première observation. — Petite fille de cinq ans, ha-
bitus éminemment scrofuleux, mauvaise alimentation,
ulcères scrofuleux siégeant au cuir chevelu et datant
déjà de deux ans. Traitement varié entièrement inef-
ficace. Le 20 juillet, on administre deux fois par jour
une poudre composée de 8 centigrammes de phosphate de chaux avec 50 centigrammes de sucre. Dès
le troisième jour, changement dans la suppuration.
Le 4 août l'ulcère commence à se cicatriser par ses
bords. On porte la dose à 11 centigrammes ; le 14 août
l'ulcère est entièrement guéri.

Deuxième observation. — Ulcères scrofuleux datant
de quatre ans, chez une petite fille de sept ans. Poudre

de phosphate de chaux à la dose de 10 centigrammes. Dès le troisième jour, changement dans la nature du pus. Guérison complète au bout de quinze jours.

Troisième observation. — Impétigo répandu sur tout le cuir chevelu chez un enfant de cinq ans. Traitement par les alcalins à l'extérieur et à l'intérieur; disparition de l'impétigo à l'exception de deux ulcères qui persistent au-dessus des oreilles. Administration du phosphate de chaux. Guérison.

Quatrième observation. — L'auteur ordonne le phosphate de chaux dans un cas bien caractérisé d'atrophie chez un enfant de dix-huit mois, à la dose de 10 à 20 centigrammes par jour. L'huile de foie de morue et le sirop d'hydriodate de fer avaient été donnés sans succès. Une dyssenterie intercurrente mit les jours du petit malade en danger, mais fut heureusement combattue. Au bout de deux mois de traitement l'enfant reprit à vue d'œil et commença à marcher. Ce traitement fut encore continué pendant un mois.

Quoique les résultats dont nous venons de rendre compte, dit l'auteur, soient loin de présenter le degré de certitude nécessaire pour entraîner les convictions, il n'en mérite pas moins d'être pris en sérieuse considération. On se rappellera que l'albumine et la fibrine du sang sont combinées avec le phosphate calcique, et surtout on n'oubliera pas que l'absence ou l'insuffisance de l'un des principes constituants de notre organisation doit nécessairement occasionner un état pathologique. Qu'on réfléchisse sur le rôle du fer et sur les états morbides que détermine l'élimination de cette substance dans le sang. (*Gazette médicale*, 1850.)

Enfin, pour terminer, nous parlerons de l'emploi qui a été fait par quelques chirurgiens de nos jours du phosphate de chaux dans le traitement des fractures pour favoriser la formation du cal.

Voici le résumé de la première observation recueillie à ce sujet dans le service de M. le professeur Gosselin, et qui est consignée dans la *Gazette des Hôpitaux*.

C'est un homme de cinquante-cinq ans, palefrenier, qui entre à l'hôpital Cochin le 15 juillet 1855 avec une fracture de l'humérus, située au-dessous de l'empreinte deltoïdienne, produite par un coup de pied de cheval. Rien n'indiquait que la fracture fût comminutive. La fracture se consolida avec une certaine rapidité sans qu'on eût recours à d'autre traitement qu'à l'appareil à attelles. Le malade sort de l'hôpital le 31 août. Le 17 septembre, il rentre de nouveau à l'hôpital avec une fracture du même bras, c'est-à-dire avec une rupture du cal. La mobilité était très-grande. Cette fois, M. Gosselin prescrivit du phosphate de chaux en même temps que l'appareil à attelles.

Le 23 septembre, les fragments ne présentaient plus de mobilité ; le blessé quitta l'hôpital le 29 octobre.

Durée de la consolidation, trente-cinq jours environ. Le 30 octobre, il rentre pour la troisième fois à l'hôpital avec une troisième fracture du même bras. Cette fracture intéressait encore le cal, et la mobilité était très-grande.

Le phosphate de chaux est employé de nouveau , et la fracture est consolidée au 27 novembre, c'est-à-dire le vingt-sixième jour.

Ainsi, la première fois, le cal, sans l'emploi du phosphate de chaux , met quarante-cinq jours à se former, et grâce à ce sel, il ne met que trente-cinq jours la seconde fois et vingt-six la troisième.

M. le professeur Gosselin a continué l'emploi du phosphate de chaux pour le traitement des fractures jusqu'à aujourd'hui, et les succès qu'il en a obtenus sont nombreux.

M. Fano a publié dans *l'Union médicale* une observation d'un cas de ramollissement consécutif du cal dans lequel il a employé avec succès le phosphate de chaux. « Il est des fractures, dit-il, qui se consolident au bout d'un certain temps, mais dont le cal se ramollit avec une telle rapidité que toute réunion disparaît bientôt. »

Madame X., âgée de quarante-six ans, était affectée d'incurvation rachitique de la colonne vertébrale; elle se cassa un jour la jambe dans son escalier. Le membre fut placé dans un appareil de Scultet. Au bout de cinquante jours, on enleva l'appareil. M. Fano constate qu'il n'existe pas la moindre trace de cal ; il applique un bandage dextriné autour de la jambe. Au bout d'un mois, le bandage est enlevé, la fracture paraît solide, la patiente peut soulever son membre. Toutefois, on ne découvre aucune saillie correspondante au cal.

La malade essaye de faire quelques pas avec un bandage roulé ; mais tout à coup, le deuxième jour, elle se plaint d'une sensation de pesanteur, et M. Fano est appelé et constate que la mobilité de la fracture est aussi prononcée qu'un mois auparavant.

Un nouvel appareil dextriné est apposé et on ne l'enlève que vers le milieu de décembre. Cette fois, la fracture paraît bien consolidée, la malade marche avec des béquilles sans trop de difficulté. En un mot, tout va bien pendant quelques jours, mais bientôt elle accuse de nouveau cette sensation de pesanteur caractéristique d'une mobilité anormale. Le cal est encore détruit. M. Fano fait alors placer le membre dans une gouttière et il applique au niveau de la fracture un vésicatoire volant en même temps qu'il administre le vin de quinquina, le fer réduit par l'hydrogène et qu'il prescrit une bonne nourriture. Malgré ces modifications dans le traitement, la consolidation n'est pas plus avancée au mois de janvier qu'au mois de décembre. C'est alors que M. Fano a l'idée d'attribuer au vice rachitique ce retard de la consolidation et prescrit le phosphate de chaux à la dose de 25 centigrammes d'abord, puis de 50 centigr. par jour. Ce nouveau traitement est continué sans interruption pendant deux mois et vers le milieu du mois de mars 1859, la fracture est bien réellement consolidée ; on sent, en effet, le bourrelet osseux formé par le cal d'une manière bien manifeste. Aujourd'hui madame

X.... se sert de son membre comme si jamais il n'avait été fracturé.

A nos yeux, l'observation du savant professeur, agrégé de la Faculté de Paris, est des plus intéressantes et des plus concluantes touchant l'influence du phosphate de chaux dans la consolidation des fractures.

Voici un autre cas de ramollissement du cal en voie de guérison sous l'influence de l'administration de phosphate de chaux à l'intérieur.

Le nommé A..., âgé de vingt-sept ans, cordonnier, d'une bonne constitution, n'a jamais fait de maladies sérieuses jusqu'au 6 juin 1861, époque à laquelle il a été affecté d'une fracture de cuisse siégeant un peu au-dessus de la partie moyenne du fémur.

On l'a transporté aussitôt à l'hôpital d'Amiens, où on lui a mis la cuisse dans une gouttière. Au bout de trois mois il s'est levé et a pu marcher avec des béquilles ; huit jours après, une de ses béquilles ayant glissé, il a fait une chute sur la région sacrée et n'a pas pu se relever. Le chirurgien a constaté le lendemain une fracture du cal et a fait mettre de nouveau la cuisse dans une gouttière ; il se leva au bout de six semaines et put marcher à l'aide de béquilles.

Il entre à l'hôpital de la Charité, le 5 mars. M. le professeur Piorry constate que le cal est volumineux et la fracture mal consolidée. Il prescrit au malade 10 grammes de phosphate de chaux par jour. Le 16 mars, le malade sort de l'hôpital pour aller passer quelques jours à la campagne. Le cal est plus dur et moins volumineux, et il peut marcher pendant un certain temps sans le secours de ses béquilles. Arrivé chez lui, le malade doit continuer l'usage du sel calcique, et dans quelque temps il nous informera de son état de santé.

Enfin, voici l'observation d'un cas de tumeur blanche de l'articulation radio-carpienne gauche en voie de complète guérison, sous l'influence de l'administration à l'intérieur du phosphate de chaux.

X..., âgé de 16 ans, tapissier, d'une faible constitution et d'une force au-dessous de la moyenne, a toujours été malade jusqu'à l'âge de 10 ans. Depuis cette époque, jusqu'à il y a environ un mois, il s'est toujours bien porté. Ses parents sont très-souvent malades et jouissent d'une mauvaise santé. Il y a un mois, il s'est piqué le poignet gauche avec un clou en jouant avec d'autres jeunes gens de son âge. Il a aussitôt appliqué sur la plaie de l'alcool camphré et de l'eau de sureau ; mais, malgré l'emploi de ces médicaments, la plaie ne s'est pas cicatrisée. Le poignet a de jour en jour augmenté de volume. Il est allé à l'hôpital de Lariboisière, où on lui a appliqué six sangsues, *in loco dolenti*. Ne voyant survenir aucune amélioration, et l'amputation lui ayant été proposée par le chirurgien, le malade s'est décidé à entrer à la Charité dans le service de M. le professeur Piorry, le 6 mars dernier. Le poignet gauche est volumineux, beaucoup plus volumineux que le droit. Il est le siége d'une tuméfaction considérable. Les mouvements

d'extension et de flexion de la main sur l'avant-bras
sont complétement impossibles. Sur le dos du poigne
il existe une plaie suppurante de la largeur d'une
pièce de 2 francs, plaie qui s'est considérablement
agrandie, puisque, si l'on en croit le malade, ce n'é-
tait, au début, qu'une piqûre de sangsue.

M. Piorry diagnostique une tumeur blanche de l'articulation radio-carpienne gauche. Il prescrit au malade 5 grammes de phosphate de chaux par jour et
l'application de teinture iodée sur la plaie.

On ne constate aucune lésion du côté des poumons.

Aujourd'hui, 18 mars, amélioration très-sensible
dans l'état du malade. Les mouvements d'extension
et de flexion de la main sur l'avant-bras, quoique
limités, sont possibles. Le poignet est beaucoup
moins volumineux qu'il ne l'était le jour de son entrée à l'hôpital. La plaie qui existait sur le dos du
poignet est cicatrisée. Le malade est en voie de guérison.

Le 31 mars le malade sort de l'hôpital complète-
ment guéri.

Voici une autre observation du même genre, et que
nous devons à l'obligeance de M. le docteur Koch, de
Munich.

Une pauvre femme, âgée de 45 ans, demeurant
dans le faubourg Saint-Honoré, d'une vieillesse an-
ticipée quoique d'une constitution assez robuste, et
vivant d'aumônes, particulièrement chez les sœurs
de charité, avait des douleurs dans toutes les articu-

lations de la main gauche et une inflammation intense de l'articulation du poignet depuis six mois. Tout mouvement était aboli et les mouvements communiqués causaient une douleur des plus vives ; les doigts et l'articulation du poignet étaient le siége d'une énorme tuméfaction ; quant à l'avant-bras, il était dans une atrophie musculaire complète. La malade étant allée à l'hôpital Beaujon, l'amputation fut jugée nécessaire ; elle refusa l'amputation et sortit de l'hôpital. Quand je la vis, elle mettait sur sa main des vésicatoires que je fis ôter. Je lui donnai, il y a trois semaines, 1 gramme de phosphate de chaux par jour en plusieurs fois, avec du sucre pulvérisé. Aujourd'hui les mouvements sont devenus faciles ; la tuméfaction du poignet a disparu ; la malade peut faire quelques ménages pour vivre ; il ne reste plus qu'un peu d'enflure aux doigts.

En résumé, nous croyons que l'usage du phosphate de chaux est indiqué dans le rachitisme, l'ostéomalacie, le mal vertébral de Pott, l'hygiène des enfants dont la nutrition est languissante, chez les femmes enceintes et nouvellement accouchées, dans la non-consolidation des fractures, le ramollissement du cal et les tumeurs blanches ; peut-être aussi son usage serait-il indiqué pour amener la guérison des tubercules pulmonaires [1].

---

[1] M. le professeur Piorry a obtenu des succès de l'emploi du phosphate de chaux dans le traitement des exostoses.

En un mot, il semble rationnel d'admettre que toute affection du tissu osseux, caractérisée par une diminution dans la proportion de ce sel, réclame son emploi.

Nous ne saurions mieux terminer notre travail, qu'en citant les belles paroles de Hallé, chargé de présenter le rapport du citoyen Bonhomme :

« Si les faits qui viennent d'être annoncés, disait-il en 1793, si les faits qui viennent d'être annoncés sont confirmés par l'expérience, ne pourra-t-on pas se flatter d'obtenir de semblables succès dans les autres maladies qui attaquent la substance osseuse, et qui ont peut-être plus d'analogie qu'on ne le pense avec le rachitis? Telles sont : le spina-ventosa, les tumeurs et caries écrouelleuses, les difficultés de la formation du cal après les fractures, les lenteurs et les irrégularités de la dentition.

« Si l'on rapproche les expériences de Vauquelin sur la liqueur séminale, celles de Fourcroy sur le sérum du lait, et surtout un fait bien remarquable que celui-ci nous a communiqué, qui est que plus le lait de femme s'avoisine de l'époque de l'accouchement, plus la sérosité se trouve chargée de phosphate calcaire; plus il s'éloigne, au contraire, de ce moment, plus il perd en proportion de cette substance, tandis que les autres parties nutritives dont il est composé augmentent dans une progression inverse; si l'on considère qu'à l'époque de la grossesse et de l'accouchement, il se fait dans toutes jointures des os de la mère un ramollissement, un relâchement dans les

cartilages qui les soudent, que les fractures des os
qui surviennent dans ce temps sont plus qu'en aucun
autre lentes à se réunir par le cal ; que c'est dans le
temps même de ce ramollissement que le lait se charge
de phosphate calcaire, qu'il perd à mesure que l'enfant ainsi que la mère s'éloignent du moment de la
naissance ; qu'ainsi les humeurs qui contribuent le
plus à la formation du fœtus , à son accroissement ,
à sa nutrition portent en elles-mêmes la base essen-
tielle de la solidité et les éléments de l'ossification ;
enfin, que ce n'est que quand cette ossification est
bien prononcée et que les organes digestifs de l'enfant sont assez forts pour suffire eux-mêmes au travail
de l'animalisation, que cette base disparaît dans le lait
maternel : on sera forcé de reconnaître qu'il devient
la matière d'une sécrétion particulière ordonnée essentiellement pour l'affermissement de nos organes,
la consolidation des premiers éléments de l'homme. »

Puissent, disons-nous, avec Hallé en finissant, puissent ces réflexions faire sentir aux médecins com-
bien les sciences physiques, trop souvent regardées
comme de simples accessoires de la science médicale, peuvent un jour devenir importantes !

Paris. — Imp. W. Remquet, Goupy et Cie, 5, rue Garancière.

9 782019 267964